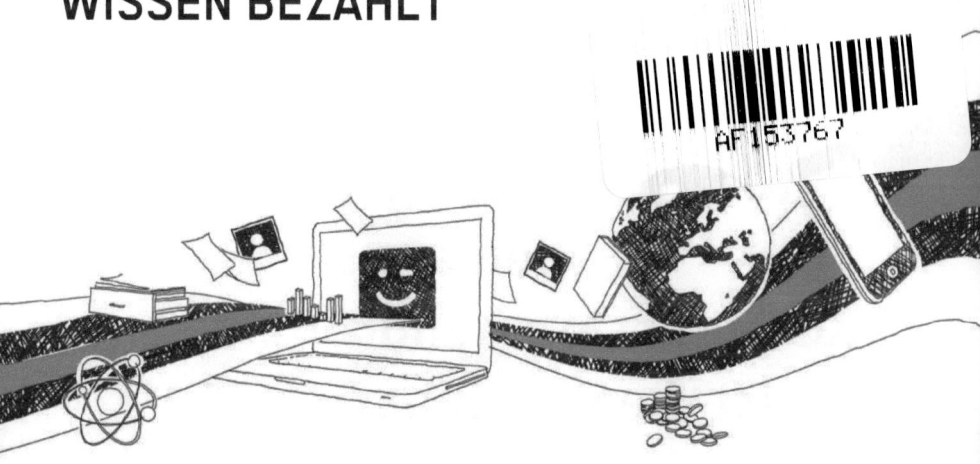
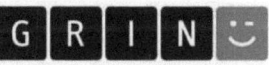

Offene oder endoskopische Karpaltunnelspaltung bei fortgeschrittenem Nervus medianus Kompressionssyndrom. Welche ist die vorteilhaftere OP-Methode?

Sonja Driesner

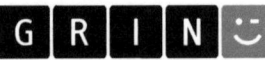

Bibliografische Information der Deutschen Nationalbibliothek:

Die Deutsche Nationalbibliothek verzeichnet diese Publikation in der
Deutschen Nationalbibliografie; detaillierte bibliografische Daten sind
im Internet über http://dnb.d-nb.de abrufbar.

ISBN: 9783346575760
Dieses Buch ist auch als E-Book erhältlich.

Druck und Bindung: Books on Demand GmbH, Norderstedt Germany
Gedruckt auf säurefreiem Papier aus verantwortungsvollen Quellen

Das vorliegende Werk wurde sorgfältig erarbeitet. Dennoch
übernehmen Autoren und Verlag für die Richtigkeit von Angaben,
Hinweisen, Links und Ratschlägen sowie eventuelle Druckfehler keine
Haftung.

Das Buch bei GRIN: https://www.grin.com/document/1161309

Offene oder endoskopische Karpaltunnelspaltung bei fortgeschrittenem Nervus medianus Kompressionssyndrom – Welche ist die vorteilhaftere OP-Methode?

Sonja Driesner

München

Einreichungsdatum: 14.02.2020

Inhaltsverzeichnis

Abkürzungsverzeichnis

Abb.	Abbildung
CTS	carpal tunnel syndrome
ECTR	endoscopic carpal tunnel release
KTS	Karpaltunnelsyndrom / Karpaltunnelspaltung
L.	Linea
Lig.	Ligamentum
N.	Nervus
OCTR	open carpal tunnel release

Abstract Deutsch

Bis zu fünf Prozent der Bevölkerung, darunter vor allem Frauen zwischen 40 und 60 Jahren sind vom Karpaltunnelsyndrom (KTS) betroffen. Dabei handelt es sich um einen Symptomkomplex, der durch die Einengung des sogenannten Medianus-Nervs ausgelöst wird. Taubheitsgefühle, vor allem nachts, und Schmerzen beim Greifen sind die Folge. Ziel dieser Arbeit ist es, anhand des aktuellen Standes der wissenschaftlichen Literatur und durch eine Auswahl wissenschaftlicher Studien verschiedenster Internet Datenbanken die Fragestellung, ob die endoskopische oder die offene Karpaltunnelspaltung die vorteilhaftere OP-Methode bei fortgeschrittenem Nervus (N.) medianus Kompressionssyndrom darstellt, zu beantworten. Schon seit Jahren werden vielfältige Studien über die unterschiedlichen OP-Methoden dieser Erkrankung durchgeführt und analysiert. Dabei kam es bisher allerdings noch zu keinem einheitlichen Ergebnis. Bei der Literaturrecherche und Durchführung der Studien gilt es, auf einheitliche Ein- und Ausschlusskriterien, auf die Ursache der Erkrankung und auf die Erfahrung des Operateurs zu achten, um ein konkretes Ergebnis zu erhalten, welche der beiden Varianten für welchen Patienten die passendere ist.

Abstract Englisch

Carpal tunnel syndrome affects up to five percent of the population, including mainly women between 40 and 60 years of age. This is a complex of symptoms caused by the constriction of the so-called median nerve. Numbness, especially at night, and pain when grasping are the result. The aim of this work was to answer the question of whether endoscopic or open carpal tunnel splitting is the most beneficial surgical method for advanced nervus medianus compression syndrome, based on the current state of scientific literature and a selection of scientific studies from various internet databases. For many years now, numerous studies have been conducted and analysed on the different surgical methods for this disease. So far, however, no uniform result has been achieved. When researching the literature and carrying out the studies, it was important to ensure uniform inclusion and exclusion criteria, the cause of the disease and the experience of the surgeon in order to obtain a concrete result as to which of the two variants is better for which patient.

1. Einleitung

Das Karpaltunnelsyndrom ist unbestritten eines der häufigsten Krankheitsbilder der Handchirurgie, bei dem der N. medianus im Karpaltunnel eingeengt wird. Eine Häufung der Erkrankung ist bei weiblichen Patienten mittleren bis höheren Lebensalters festzustellen. Zur konservativen Therapie zählen die lokale Applikation von Kortikoidpräparaten in den Karpalkanal und die nächtliche Schienung für einige Wochen. Kommt es hierdurch zu keinem anhaltenden Erfolg und bestehen weiterhin sensible oder motorische Störungen, sowie Schmerzen oder nächtliche Kribbelparästhesien, so ist die operative Intervention indiziert. In den Vereinigten Staaten wurde die Karpaltunnelfreisetzung im Jahr 2006 mehr als 577.000 Mal durchgeführt. Eine Umfrage unter Handchirurgen ergab, dass 52% nur die offene, 36% die meist endoskopische und 12% beide Methoden verwendeten. Doch gibt es klare Vorgaben, wann die offene und wann wird die endoskopische Variante angewendet werden sollte? Welche postoperativen Ergebnisse zeigen sich nach den Eingriffen? Gibt es Vorerkrankungen oder Beschwerden, welche für die Durchführung einer der beiden Varianten kontraindiziert sind? Es existieren zahlreiche Studien zu diesem Thema, jedoch wurde bisher kein übereinstimmendes, eindeutiges Ergebnis diesbezüglich aufgeführt. Diese Arbeit beschäftigt sich mit genau diesen Fragen und versucht sie Anhand einer wissenschaftlichen Literaturrecherche zu beantworten. Durch die Darstellung, Interpretation und Analyse verschiedenster Studien unterschiedlicher Online Datenbanken wird zudem die wissenschaftliche Fragestellung, ob die offene oder die endoskopische Karpaltunnelspaltung (KT S) die vorteilhaftere OP-Methode bei fortgeschrittenem Nervus medianus Kompressionssyndrom darstellt geklärt.

1.1. Karpaltunnelsyndrom und operative Intervention

1.1.1. Definition Karpaltunnelsyndrom

Das Karpaltunnelsyndrom stellt das häufigste Nervenkompressionssyndroms der oberen peripheren Nerven dar, welchem eine Einengung des N. medianus innerhalb des Karpalkanals zugrunde liegt.[1] Die Genese der Erkrankung beruht auf volumetrischen Veränderungen im Karpalkanalbereich. Dort tritt der N. medianus gemeinsam mit den acht gepaarten Beugesehnen der Langfinger und mit der langen Daumenbeugesehne durch einen osteoligamentären Kanal, welcher aus den Handwurzelknochen und dem Retinaculum flexorum gebildet wird, in die Hohlhand ein. Hauptsächlich degenerative Veränderungen der Beugesehnen im Sehnengleitlager, aber auch Arthrose, Traumata und Raumforderungen, führen zu einer Druckerhöhung und Kompression des Karpaltunnels und einer daraus resultierenden Neuropathie und konsekutiver Schädigung des Nervus medianus.

Pathognomonisch für diese Erkrankung sind Sensibilitätsstörungen, Kribbelparästhesien und Dysästhesien im Versorgungsgebiet dieses Nervens.[2] Die chirurgische Therapie besteht in der endoskopischen oder der offenen Spaltung des Retinaculum flexorum.

1.1.2. Offene Karpaltunnelspaltung

Bei der offenen KTS wird ein Schnitt an der Hohlhand zwischen dem Kleinfingerballen und dem Daumenballen angebracht und durch die offene Spaltung des Retinaculum flexorum der Nervenkanal erweitert. Hierbei gibt es verschiedene Varianten, welche sich im Grunde lediglich in Bezug auf den Verlauf der Schnittführung unterscheiden. Bei der Standart-Inzision erfolgt der Zugang auf oder parallel zur Linea (L.) vitalis bis hin zur Linea mensalis mit einer Inzisionslänge von ca. 3-6 cm. Erfolgt eine 1,5 – 3 cm lange Schnittführung entweder gleich direkt distal der L. mensalis, oder ein wenig weiter distal derselben, jedoch wieder auf oder parallel zur L. vitalis, so spricht man von der Mini-Inzision. [3]

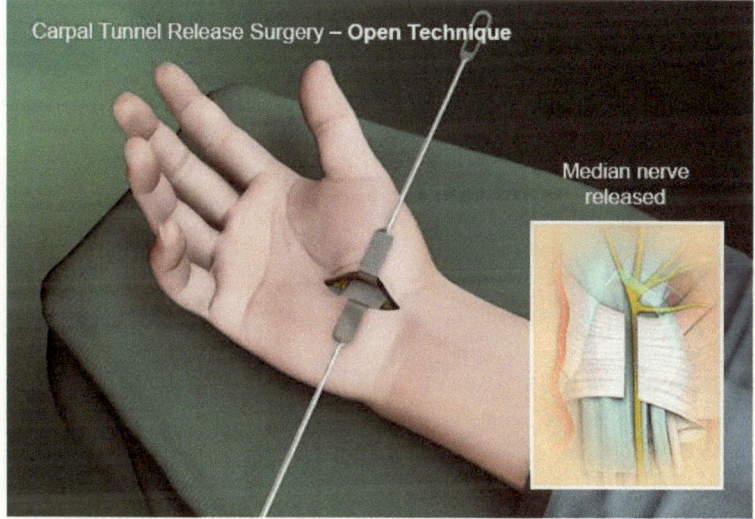

Abb. 1: Offene Technik

1.1.3. Endoskopische Karpaltunnelspaltung

Es wird zwischen zwei Methoden der endoskopischen Karpaltunnelspaltung unterschieden. Zum einen die bipolare Technik, welche 1989 von Chow entwickelt wurde:

Issain Hendrik (2012) gibt folgende Umschreibung:

In der Mitte der Querachse des Unterarms, etwa 1 cm proximal der Rascetta erfolgt eine 1.5 cm lange Querinzision. Nach stumpfer Präparation des subkutanen Gewebes wird die Fascia antebrachii eröffnet. Der N. medianus wird sichtbar. Mit einem stumpfen, gebogenen Dissektor wird die waschbrettartige Struktur des Retinaculum flexorum ertastet. Anschließend wird der Obturator mit der geschlitzten Kanüle eingeführt und unter Überstrecken des Handgelenkes in die Richtung DIG IV vorgeschoben. Am Ende des Retinakulums wird nach Ertasten des Obturators eine Stichinzision von 0.5 cm ausgeführt. Der Obturator wird durch die Inzision vorgeschoben. Das Endoskop wird von distal eingeführt und das distale Ende des Retinakulums mit dem anterograden Messer auf einer Länge von 1 cm inzidiert. Mit dem retrograden Messer wird nun das Retinaculum vollständig durchtrennt, so dass in die gesamte Inzision subkutanes Fettgewebe vorquillt.[4]

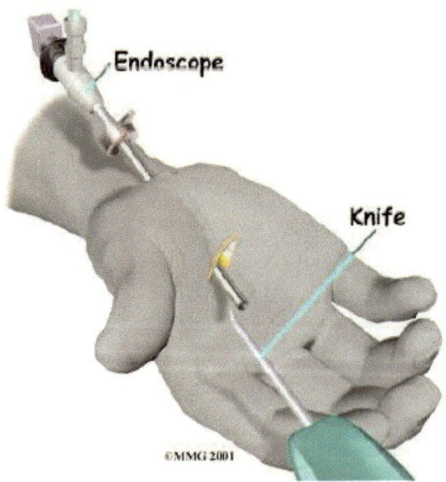

Abb. 2: Biportale Technik

Zum anderen die monoportale Technik, welche John Agee im Jahre 1992 vorstellte und sich von der bipolaren Technik nur darin unterscheidet, dass nur eine Schnittführung erfolgt und dass Optik und Messer für eine bessere Handhabung starr miteinander verbunden sind.[5]

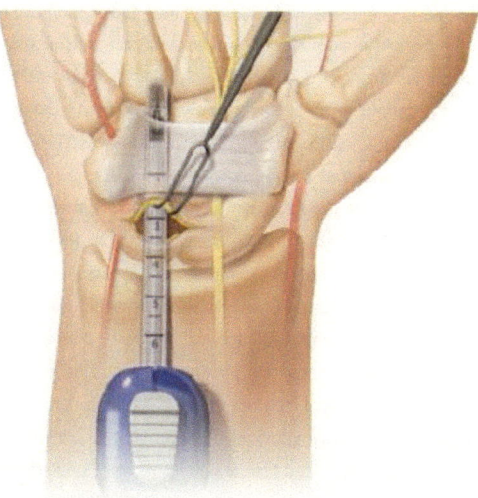

Abb. 3: Monoportale Technik

2. Material

Im folgenden Abschnitt wird die Durchführung der Literaturrecherche dargestellt. Zur Beantwortung der wissenschaftlichen Fragestellung „Offene oder endoskopische Karpaltunnelspaltung bei Nervus medianus Kompressionssyndrom – welche ist die bessere OP-Methode?" wurde Material der wissenschaftlichen Datenbank „PubMed", der Online Bibliothek der Bayerischen Staatsbibliothek, Google Scholar, Artikel der Fachzeitschrift „The Bone & Joint Journal" und der Google Suche verwendet. Unter der erweiterten Suchfunktion bei PubMed mit „MeSH": „carpal tunnel syndrome (CTS) and endoscopic surgical procedures" und durch die Einschlusskriterien „10 years", „humans" und „english" zeigten sich 108 Ergebnisse. Hiervon wurden die ersten 30 Ergebnisse ausgewählt und inadäquates aussortiert. Übrig blieb lediglich die Studie „Endoscopic carpal tunnel release (ECTR) surgery: a case study in Vietnam", welche in die Literatur aufgenommen wurde. Unter Hinzufügen des Begriffes „clinical trial" in die Einschlusskriterien zeigten sich neue 15 Ergebnisse, von welchen nur die 5. Studie: „Extended Follow-up of a Randomized Clinical Trial of Open vs Endoscopic Release Surgery for Carpal Tunnel Syndrome" verwendbar war und somit ebenfalls in die Literatur aufgenommen wurde. Über die neue Auswahl: „MeSH": „carpal tunnel syndrome And Release" mit den Einschlusskriterien: „10 years", „humans" und „clinical trial" wurden 77 Ergebnisse über die erweiterte Suche angezeigt. Das erneute Beurteilen der ersten 30 Ergebnisse zeigte, dass sich nur eine verwendbare Studie mit dem Namen „Morphologic change of nerve and symptom relief are similar after mini-incision and endoscopic carpal tunnel release: a randomized trial" anbot. Somit war die Literaturrecherche der ersten Datenbank erfolgreich abgeschlossen. Über die Online Bibliothek der Bayerischen Staatsbibliothek mit dem Suchbegriff „Karpaltunnelspaltung" wurden „68 Aufsätze und mehr" dargestellt. Hiervon konnten Nummer 7: „Offene Karpaltunnelspaltung", Nummer 9: „Die endoskopische Karpaltunnelspaltung im monoportalen Verfahren" und Nummer 21: „Endoskopische Karpaltunnelspaltung: Grundlagen und Technik" in die Literatur mit aufgenommen werden. Zwei weitere Artikel: „Offene Karpaldachspaltung kostengünstiger als endoskopisches Vorgehen", und „Stellenwert der endoskopischen Karpaltunneldekompression" wurden über die Datenbank „Google Scholar" mit dem Suchbegriff: „offene und endoskopische Karpaltunnelspaltung" und mit dem Einschlusskriterium: „10 Jahre" ebenfalls bei der Literaturrecherche herausgefiltert. Hier zeigte sich auch die Dissertation: „Das Karpaltunnelsyndrom Ergebnisse der offenen Karpaltunnelspaltung in der Kurzschnitttechnik". Diese zeigten sich als Nummer 2, Nummer 5 und Nummer 6 der gesamten 29 Ergebnisse. Die anderen 26 Ergebnisse stellten sich im Schnellüberblick als ungeeigneten dar und wurden deshalb aussortiert. Die wissenschaftliche Online Fachzeitschrift: „The Bone & Joint Journal" lieferte durch die Sucheingabe: „Carpal tunnel release" zwei weitere Artikel. Dazu gehörten: „A PROSPECTIVE, RANDOMISED STUDY OF EN-DOSCOPIC VERSUS LIMITED-OPEN METHODS" und „Endoscopic versus open carpal tunnel release in bilateral carpal tunnel syndrome". Hierfür wurden erneut aus insgesamt 201 Ergebnissen die ersten 30 beachtet und anhand von bestimmten Kriterien nur Nummer 1 und Nummer 3 ausgewählt. Damit war die Literaturrecherche abgeschlossen. Über die Google Suchfunktion mit den Suchbegriffen „Dissertation Karpaltunnelsyndrom" und „Diplomarbeit Behandlung Karpaltunnelsyndrom" zeigten sich die Dissertation „Die minimal offene Operationstechnik beim Karpaltunnelsyndrom" und die Diplomarbeit „Operative Behandlungsmethoden des Karpaltunnelsyndroms". Damit war die Literaturrecherche abgeschlossen.

3. Methode

Um herauszufinden ob die offene oder die endoskopische Karpaltunnelspaltung die bessere OP-Methode ist, wurden die oben genannten Artikel und Studien analysiert. Die Fachzeitschrift: „Journal of Orthopaedic Surgery and Research" berichtete im Jahr 2019 in ihrem Artikel: „ECTR surgery: a case study in Vietnam" über eine durchgeführte Studie, deren Ziel es war, das Ergebnis und die elektrophysiologische Erholung von Patienten nach endoskopischen Karpaltunnelspaltungen zu untersuchen. Anhand von insgesamt 150 Händen von 118 Teilnehmern mit einem Durchschnittsalter von 51,7 Jahren, wurde hierfür nach der Diagnosestellung des fortgeschrittenen Karpaltunnelsyndroms das Operationsverfahren nach Agee mit Platzierung eines Single-Portal-Systems angewandt. Die Studiendauer erstreckte sich von Mai 2016 bis Dezember 2017 und umfasste die Teilnahme von 20 Männer und 98 Frauen. Alle Patienten hatten vor dem Eingriff Taubheitsgefühle in den Fingern und Handflächen. Dazu kamen teilweise Parästhesien oder Schmerzen und Schwäche in den Handgelenken. Die Studie berichtet über anschließende Nachuntersuchungen einen Monat, drei, sowie 6 Monate postoperativ zur Kontrolle des Beschwerderückganges. Der Artikel: „Extended Follow-up of a Randomized Clinical Trial of Open vs Endoscopic Release Surgery for CTS" der Fachzeitschrift: „JAMA" aus dem Jahre 2015 stellt eine Studie vor, bei welcher 118 Patienten im Alter von 25-60 Jahren mit KTS entweder die offene oder die endoskopische Karpaltunnelspaltung durchführen ließen. Hierfür wurde den Patienten eine Woche vor der OP und 1,2,12 und 52 Wochen und 5, 11 und 16 Jahre nach dem Eingriff ein Fragebogen zur Beantwortung ausgehändigt, in dem der Schweregrad der Symptome und der Funktionsstatus abgefragt wurde. Ziel der Befragung war es, herauszufinden, ob die Langzeitergebnisse postoperativ signifikante Unterschiede zwischen der offenen und der endoskopischen Freisetzung des Karpaltunnels zeigen. Der im Jahre 2017 erschienene Artikel: „Morphologic change of nerve and symptom relief are similar after mini-incision and endoscopic carpal tunnel release: a randomized trial" der Datenbank MBC befasst sich mit der Hypothese, dass die subjektiven Ergebnisse 24 Wochen nach der offenen und der endoskopischen Freigabe des Karpaltunnels ähnlich ausfallen würden. Zwischen November 2011 und Januar 2013 wurden nach einem Ausschlussverfahren daher 67 konsekutive Patienten mit idiopathischem KTS in deren Studie eingeschlossen. Die Karpaldachspaltung wurde für Patienten freigegeben, bei denen sich die klinischen Symptome wie Kribbeln, Schmerzen oder Schwäche nach mindestens dreimonatiger Behandlung mit einer Schiene, Medikamenten und/oder einer Kortisonsteroid-Injektion nicht besserten. Ein weiterer Artikel mit dem Namen: „Offene Karpaltunnelspaltung" half bei der Beantwortung der wissenschaftlichen Fragestellung, da der Autor Hans-Eberhard Schaller hier den Vergleich zwischen der Mini-Inzision und der langen Inzision der offenen Karpaltunnelspaltungen aufführt und die beiden Methoden der endoskopischen Variante gegenüberstellt. Weitere verwendbare Literatur lieferte das „Zentralblatt für Chirurgie" mit der Ausgabe: „Die endoskopische Karpaltunnelspaltung im monoportalen Verfahren" aus dem Jahr 2019. Es wird beschrieben, dass anhand von einer Datenbankanalyse im Operationsplanungssystem am Universitätsklinikum Erlangen im Zeitraum von Januar 2003 bis Januar 2018 sämtliche mit dem endoskopischen Verfahren versorgte Patienten ermittelt wurden. Bei den hierdurch herausgefilterten 854 Teilnehmern bestand präoperativ ein neurophysiologisch gesichertes Karpaltunnelsyndrom. Der Band 34 der medizinischen Fachzeitschrift: „European Surgery" aus dem Jahre 2002 mit dem Titel: „Endoskopische Karpaltunnelspaltung: Grundlagen und Technik" befasst sich mit der Durchführung einer von 1996 bis 2001 durchgeführten Studie. Hier wurde in diesem Zeitraum aus der klinischen Abteilung für plastische Chirurgie der Universitätsklinik für Chirurgie in Graz an 226 Patienten die endoskopische Karpaltunnelspaltung durchgeführt. Das durch schnittliche Alter der 174 Frauen und der 52 Männer betrug 55 Jahre und es wurde bei allen die Zwei-Portal-Technik nach Chow angewandt. Die Indikation für dieses Verfahren wurde ausschließlich bei der degenerativ-idiopatischen Form des KTS gestellt. Einen Überblick der Kosten für die Krankenversicherung und das Gesundheitswesen in Bezug auf die offene oder endoskopische Karpaltunnelspaltung lieferte die Fachzeitschrift: „Handchirurgie Scan" aus dem Jahr 2017. „Die Studie widmet sich dem ökonomischen Aspekt unter der Nullhypothese, dass beide Verfahren gleiche Kosten verursachen."[6] Für die retrospektive Analyse entnahmen die Autoren die Daten privater Krankenversicherungen, aus der amerikanischen PearlDiver Patienten-Datenbank sowie von Medicare Advantage von 16 Millionen Patienten aus den Jahren 2007-2014. Es wurden alle Patienten mit dem ICD-9 Code für Karpaltunnelspaltung und Karpaltunnelsyndrom identifiziert. Innerhalb von drei Jahren wurde bei 58.804 von 261.846 Patienten mit der Diagnose KTS eine Karpaltunnelspaltung durchgeführt. Die Autoren legten zur Definition der dabei entstandenen Kosten die von den Versicherungen bezahlten Gebühren an die Versorger zugrunde. Es wurden hierbei alle mit der Behandlung verbundenen Kosten, wie die z.B. die Durchführung eines EMG/NLG und die postoperative Versorgung mit der verordneten Therapien inklusive Ergotherapie ermittelt. Das Zentralblatt Chirurgie schildert in einer Ausgabe aus 2018 die an der Universitätsklinikum Erlangen durchgeführte Studie: „Stellenwert der endoskopischen Karpaltunneldekompression". Im Zeitraum von 01/2003 bis 01/2016 wurden alle Patienten mit der Diagnose KTS über eine Recherche im Operationsplanungssytem ermittelt. In der Plastisch- und Handchirurgischen Klinik am Universitätsklinikum Erlangen wurden insgesamt 719 Patienten bei Vorliegen eines neurophysiologisch gesicherten Karpaltunnelsyndroms mittels endoskopischer Karpaltunneldekompression im monoportalen Verfahren behandelt. Das Verhältnis von weiblichen zu männlichen Patienten lag hier bei etwa 2:1. In seiner Dissertation mit dem Titel: „Das Karpaltunnelsyndrom – Ergebnisse der offenen Karpaltunnelspaltung in der Kurzschnitttechnik" beschreibt Issaian, H. unter anderem eine Studie, in der die orthopädische Abteilung des Klinikums Uckermark im Zeitraum vom 06.09.2000 bis zum 30.07.2001 die offene operative Technik an 94 Händen von insgesamt 68 Patienten durchführte. Die Nachuntersuchungen fanden mit einer durchschnittlichen Follow-up von 14 Monaten nach der Operation im Zeitraum vom 02.11.2001 bis zum 16.09.2002 nur an 61 Patienten mit 87 Eingriffen statt, die zu diesem Zeitpunkt noch an der Studie teilnahmen. Zur Beantwortung der wissenschaftlichen Fragestellung lieferte zudem der Artikel: „Carpal tunnel release" mit dem Untertitel: „A PROSPECTIVE, RANDOMISED STUDY OF ENDOSCOPIC *VERSUS* LIMITED-OPEN METHODS" aus dem „The Bone & Joint Journal" interessante Informationen. Hier wurde die endoskopische mit der offenen Freisetzung in einer prospektiven, randomisierten Studie verglichen. Zwischen Juli 1999 und August 2000 hatten 30 Patienten mit bilateralem KTS gleichzeitig eine bilaterale Karpaltunnelspaltung. Die Freisetzungstechnik wurde nach dem Zufallsprinzip entweder der endoskopischen Methode mit zwei Portalen oder der begrenzten offenen Freisetzung unter Verwendung der Strickland-Instrumentierung zugeordnet. Die dominante Hand wurde unter Verwendung einer Zufallstabelle zufällig entweder der offenen oder der endoskopischen Variante zugewiesen. Die entgegengesetzte Hand wurde dann unter Verwendung der anderen Technik behandelt. Bei den Teilnehmern handelte es sich um zwei Männer und 28 Frauen mit einem Durchschnittsalter von 47 Jahren. Eine weitere Studie, die Aufschluss über die Frage, welche die bessere OP-Methode ist, liefern sollte, war ebenfalls im „The Bone & Joint Journal" mit dem Titel: „Endoscopic *versus* open carpal tunnel release in bilateral carpal tunnel syndrome" mit dem Untertitel „A PROSPECTIVE, RANDOMISED, BLINDED ASSESSMENT" zu finden. Es wurden zwischen 1996 und 1998 insgesamt 25

Patienten mit bilateralem idiopathischem Karpaltunnelsyndrom in eine Studie aufgenommen, deren Symptome trotz Verwendung einer Nachtschiene länger als drei Monate bestanden haben. Ziel der Studie war es, festzustellen, ob es nachweislich einen Vorteil bei der Durchführung einer der beiden Techniken gibt. Die postoperative Untersuchung der Teilnehmer wurde von einem Handtherapeuten durchgeführt, der im Voraus nicht über die Art der Behandlung informiert wurde. In der Dissertation „Die minimal offene Operationstechnik beim Karpaltunnelsyndrom" wurden im Zeitraum von 2001 bis Ende 2004 insgesamt 145 Patienten, mit der mini offen Technik bei einseitigem oder beidseitigem KTS operiert. Da es, besonders für die neurologische Nachuntersuchung, Schwierigkeiten gab die Patienten wieder einzubestellen, konnten nur 78 Patienten ausgewertet werden. Hierbei handelte es sich um 24 Männer und 54 Frauen mit einem Durchschnittsalter von 56 Jahren und einer durchschnittlichen Erkrankungsdauer von 1,8 Jahren bis zum Zeitpunkt der Operation. In der Diplomarbeit „Operative Behandlungsmethoden des Karpaltunnelsyndroms" wird der aktuelle Stand der wissenschaftlichen Literatur im Sinne einer Übersichtsarbeit mit Vergleich zwischen endoskopischer und offener Operationsmethode analysiert. Die Literaturrecherche dieser Arbeit erfolgte im Mai 2018 und umfasste die Datenbanken Web of Science, CITHAL und PubMed. Daraus resultierten fünf klinische Studien, welche den Einschlusskriterien entsprachen und in die Bewertung eingeschlossen wurden. Bei allen soeben aufgeführten Studien galten als Ausschlusskriterien zur Durchführung einer Karpaltunnelspaltung sehr ähnliche Kontraindikationen wie z.B. ein Rezidiv des KTS, relevante Voroperationen an der betroffenen Hand, kongenitale und posttraumatische Skelettveränderungen, oder der Verdacht auf raumfordernde Prozesse im Karpalkanal.

4. Ergebnisse

Die Autoren der Fachzeitschrift: „Journal of Orthopaedic Surgery and Research" kommen in ihrem Artikel: „Endoscopic carpal tunnel release surgery: a case study in Vietnam" zu dem Ergebnis, dass die endoskopische Chirurgie gute Ergebnisse bei den Patienten lieferte. Die Handfunktion und das Empfinden verbesserten sich bei dieser Operationsmethode innerhalb einer kurzen Erholungsperiode. Das Single-Portal-System von micro-aire erwies sich als wirksame und sichere Option für die endoskopische Freisetzung des Karpaltunnels.[7] Die Studie: „Extended Follow-up of a Randomized Clinical Trial of Open vs Endoscopic Release Surgery for Carpal Tunnel Syndrome" zeigt, dass die postoperativen Schmerzen bei der endoskopischen Freisetzung geringer sind als bei der offenen. Nach einer mittleren Nachbeobachtungszeit von 12,8 Jahren nach der KTS gab es jedoch keine signifikanten Unterschiede in Symptom und Funktion zwischen der Freisetzung von offenem und endoskopischem Karpaltunnel. Die Zufriedenheit der Patienten war dauerhaft und nur wenige Patienten hatten sich einer weiteren Operation unterzogen.[8] Auch die Ergebnisse der Studie: „Morphologic change of nerve and symptom relief are similar after mini-incision and ECTR: a randomized trial" zeigen, dass obwohl beide Techniken Vor- und Nachteile haben, die subjektiven Ergebnisse, die von den Patienten drei Monate oder länger nach der Operation angegeben wurden, nach beiden OP-Methoden ähnlich sind. Zudem wird aufgeführt, dass die Mini-Inzisionsfreigabe eine weniger technisch anspruchsvolle Methode ist und eine geringere Komplikations- und Kostenrate hat.[9] Diese Kriterien sind auch das Fazit des Artikels: „Offene Karpaltunnelspaltung" der Zeitschrift „Trauma und Berufskrankheit". Hier heißt es: „Die offene Karpaltunnelspaltung mit kleiner Schnittführung (1,5 cm) ist technisch weniger aufwendig als die endoskopische Karpaltunnelspaltung und zeigt nach bisherigen vergleichenden Untersuchungen des nationalen und internationalen Schrifttums gegenüber der endoskopischen Methode gleiche Langzeitergebnisse."[10] Es wird beschrieben, dass das Ligamentum transversum bei der offenen Mini-Inzision unter Sicht des Nervens durchtrennt wird und nur eine unwesentlich längere Schnittführung benötigt wird und deshalb der offene Zugang dem endoskopischen überliegt. Hessenauer, M. und Horch, R kommen in ihrem Artikel: „Die endoskopische Karpaltunnelspaltung im monoportalen Verfahren" kommt zu dem Ergebnis, dass sowohl das offene mikrochirurgische, als auch das endoskopische Verfahren im Langzeitverlauf als gleichermaßen effektiv in der Therapie der Symptome des KTS sind. Beim endoskopischen Verfahren liegen allerdings klare Vorteile in Bezug auf den Heilungsprozess sowie die Beschwerden im initialen postoperativen Verlauf. Jedoch gilt allgemein, dass bei dieser Methode eine intensivere Ausbildung mit entsprechender Lernkurve erforderlich ist. Das beschreibt auch das Ergebnis der Studie „Endoskopische Karpaltunnelspaltung: Grundlagen und Technik". Hier heißt es: „Die endoskopische Karpaltunnelspaltung erfordert die operative Kenntnis der offenen, konventionellen Methode, um jederzeit einen diesbezüglichen Wechsel vornehmen zu können. Bei entsprechender Indikationsstellung und ausreichender handchirurgischer Erfahrung ist das endoskopische Verfahren als Alternative zur offenen Technik anzusehen."[11] In der Fachzeitschrift „Offene Karpaldachspaltung kostengünstiger als endoskopisches Vorgehen" kommen die Autoren zu dem Entschluss, dass die endoskopische Karpaldachspaltung deutlich höhere Kosten für die Krankenversicherung und für das Gesundheitswesen verursacht, ohne einen bisher erfolgten Nachweis einer klinischen Überlegenheit. Das Ergebnis der Studie „Stellenwert der endoskopischen Karpaltunneldekompression" stellt sich wie folgt dar: Der offene Eingriff ist dann indiziert, wenn die Symptome nach einer initialen endoskopischen Intervention persistieren bzw. wieder auftreten, bei anatomischen Besonderheiten, wenn bei ausgeprägter Thenarathrophie der motorische Ast mit dargestellt werden soll, oder bei weiteren Risikofaktoren. Hier wird die Überlegenheit des endoskopischen

Verfahrens aufgrund von hoher Effizienz und Sicherheit, sowie einer kurzen Erholungszeit und einem niedrigen Komplikationsrisiko dargestellt. In der Dissertation: „Das Karpaltunnelsyndrom – Ergebnisse der offenen Karpaltunnelspaltung in der Kurzschnitttechnik" wird deutlich, dass es bei dem endoskopischen Eingriff zwar zu weniger schmerzhaften Narben kommt, dass dafür aber das Risiko der Nerven- und Gefäßverletzungen im Vergleich zur offenen Technik größer ist und diese Methode nicht angewandt werden kann, wenn die Dorsalextension des Handgelenkes durch eingeschränkte Beweglichkeit nicht möglich ist. Zudem sprechen die höheren Operationskosten ebenfalls gegen die endoskopische Methode. Die hier durchgeführte Studie zeigt, dass sich das offenen Verfahren mit der Mini-Inzision als sicher und erfolgreich erwies und die Patienten überwiegend „sehr zufrieden" mit dem Ergebnis sind. Aufgrund der Einfachheit der Operationstechnik, seltener Komplikationen, niedriger Operationskosten und guter Ergebnisse, wird hier das offenen Verfahren mit Kurzschnitttechnik bevorzugt. Der Artikel: „Carpal tunnel release" mit dem Untertitel: „A PROSPECTIVE, RANDOMISED STUDY OF ENDOSCOPIC *VERSUS* LIMITED-OPEN METHODS" gibt zusätzlich zu diesen Kriterien an, dass die endoskopische Technik eine steile Lernkurze aufweist. Komplikationen wie neurovaskuläre- und Sehnenverletzungen, eine unvollständige Freisetzung und zusätzliche Kosten für die Ausrüstung und die Operationszeit sprechen im direkten Vergleich gegen dieses Verfahren. Die Patienten, die mit der offenen Methode operiert wurden, hatten zudem eine signifikant geringere Empfindlichkeit der Narbe und es traten weniger Schmerzen im Bereich des Thenar- und Hypothenar auf.[12] Die Ergebnisse der Studie: „Endoscopic *versus* open carpal tunnel release in bilateral carpal tunnel syndrome" mit dem Untertitel: „A PROSPECTIVE, RANDOMISED, BLINDED ASSESSMENT" zeigen, dass bei Patienten mit idiopathischem KTS die endoskopische Dekompression des Karpaltunnels keine Vorteil der standardmäßigen offenen Freisetzung bietet. Die subjektive Zufriedenheit, sowie die objektive Beurteilung von Griffstärke, Gefühl und Handfunktion war in allen postoperativen Beurteilungen für beide Patientengruppen gleich hoch.[13] In der Dissertation „Die minimal offene Operationstechnik beim Karpaltunnelsyndrom" wird ebenfalls die offene Mini-Inzision als führende Technik beschrieben, da sie relativ einfach und komplikationsarm verläuft, geringere Narbenprobleme bestehen und eine schönere Ästhetik, sowie eine kürzere Arbeitsunfähigkeitsdauer vorliegt. Die klassische offenen Methode ist in Fällen von Rezidiven, in denen eine Synovektomie oder die frei Präparierung des Thenarastes erfolgen muss indiziert. Auch hier wird die endoskopische Variante durch die erhöhten Kosten, die schwierige Durchführung und die höhere Lernkurve in den Nachteil gesetzt.[14] Jeserschek, J. kommt in seiner Diplomarbeit mit dem Titel: „Operative Behandlungsmethoden des Karpaltunnelsyndroms" zu dem Ergebnis, dass beide Varianten ihre jeweiligen Vor- und Nachteile haben und es so scheint, als gäbe es keine überlegene Methode. In der frühen postoperativen Phase zeigt sich zwar eine schnellere Rehabilitation und eine bessere Kraftsituation bei der endoskopischen KTS, jedoch sind diese Unterschiede nach spätestens sechs Monaten postoperativ nicht mehr erkennbar.

5. Diskussion

Im Rahmen dieser wissenschaftlichen Arbeit wurden die endoskopische und die offene Karpaltunnelspaltung gegenübergestellt und miteinander verglichen, um herauszufinden, welche der beiden OP-Methoden die vorteilhaftere ist. Die Ergebnisse dieser Literaturrecherche zeigen, dass bei allen Studienteilnehmern ähnliche subjektive Ergebnisse drei Monate oder länger nach beiden Operationen aufzuweisen sind und postoperativ keine signifikanten Unterschiede in Symptom, Griffstärke, Gefühl und Funktion bestehen. Die Zufriedenheit der Patienten ist nach beiden Varianten dauerhaft und es haben sich nur wenige einer weiteren Operation unterzogen. Beide OP-Techniken weisen einen fast identischen Zeitaufwand in der Durchführung vor. Dennoch zeigen beide Methoden Vor- und Nachteile, auf welche nun genauer eingegangen wird. Bei der endoskopischen Karpaldachspaltung muss zwischen der monoportalen Technik nach Agee und der biportalen Technik nach Chow unterschieden werden. Die Vorteile der monoportalen Variante liegen darin, dass hier nur ein Einschnitt notwendig ist und ein einfaches Handling des pistolenartigen Geräts besteht. Im biportalen Verfahren kann durch den zweiten Einschnitt allerdings eine bessere Führung des Skalpells erfolgen, wodurch die Einhaltung der Zielrichtung gewährleistet ist. Die Handfunktion und das Empfinden verbessern sich nach beiden endoskopischen Eingriffen innerhalb einer kurzen Erholungsperiode und die postoperativen Schmerzen sind sehr gering. Bei beiden Techniken liegt jedoch ein Risiko von Gefäß- und Nervenverletzungen oder einer unvollständigen Freisetzung des Nervens vor und es bedarf vorab eines speziellen Trainings, welches wiederum einer Lernkurve für den Operateur unterliegt. Sollten während der Operation Komplikationen auftreten, ist zudem die Kenntnis der offenen Technik notwendig, um ggf. einen Verfahrenswechsel durchzuführen. Der Einsatz der monoportalen Technik eignet sich aufgrund von der nicht bestehenden zweiten Wunde/Narbe an der Hohlhand für Patienten, welche auf Gehstützen angewiesen sind. Bei beiden endoskopischen Eingriffen fallen sehr hohe Kosten für das Gesundheitswesen und die Krankenversicherungen an, ohne dabei einen bisher erfolgten Nachweis einer klinischen Überlegenheit zu zeigen. Durch vorquellendes Fettgewebe kann die Sicht während der OP behindert sein und den Erfolg des Eingriffes in Frage stellen. Kann der Patient sein Handgelenk nicht in die Dorsalextension bringen, so sind die endoskopischen Methoden nicht geeignet. Da bei dem biportalen Verfahren eine zweite Stichinzision am Ende des

Retinakulums von 0,5 cm ausgeführt wird, ist hier das Risiko für Infektionen höher als beim monoportalen Verfahren. Bei den offenen Methoden wird zwischen der Langschnitt- und der Kurzschnitttechnik unterschieden. Da die lange Inzision eine große Wunde und eine anschließende große Narbe mit sich bringt, wird diese Variante kaum mehr angewendet. Mit der Mini-Inzision von 1,5 cm bringt die Kurzschnitttechnik nur eine kleine Narbe und folglich postoperativ eine frühe Belastbarkeit der Hand mit sich. Allerdings birgt sie durch den kleinen Eingriffsbereich auch die Gefahr der eingeschränkten Sicht und zusätzlich einer inkompletten Durchtrennung des Retinakulums und damit verbundenen Restbeschwerden. Da bei den offenen Techniken statt einem Endoskop lediglich ein Skalpell als Hauptinstrument benötigt wird, ist diese Methode im Vergleich wesentlich kostengünstiger und weniger technisch aufwendig. Zudem stellt sie eine geringere technisch anspruchsvolle Variante dar mit geringerer Lernkurve.

Bei der Fragestellung ob die offene oder die endoskopische OP-Methode bei Vorliegen eines fortgeschrittenen Nervus medianus Kompressionssyndrom die vorteilhaftere ist, wird folgendes festgehalten: Da das offene Verfahren selten Komplikationen aufweist, geringere Kosten verursacht, gute Ergebnisse liefert, durch den kurzen Schnitt eine geringe Empfindlichkeit der Narbe aufweist und weniger Schmerzen im Bereich der Thenar- und Hypothenarmuskulatur zeigt, ist dieses Verfahren dem endoskopische leicht überlegen, obwohl beide im Ergebnis gleichermaßen effektiv sind.

Der offene Eingriff mit großer Schnittführung ist bei schweren Tenosynovialitiden, Traumen oder Infektionen indiziert. Der Mini-Inzision ist vor allem dann indiziert, wenn die Symptome nach einer initialen endoskopischen Intervention persistieren bzw. wieder auftreten, bei anatomischen Besonderheiten, wenn bei ausgeprägter Thenararthrophie der motorische Ast mit dargestellt werden soll, oder bei weiteren Risikofaktoren. Die endoskopische Methode sollte bei einem noch nicht allzu lange bestehendem Karpaltunnelsyndrom und sobald eine frühestmögliche Rückkehr zur Arbeit des Patienten gewünscht ist bevorzugt werden.

Zusammenfassend stellt sich jedoch heraus, dass eine Notwendigkeit für die Durchführung weiterer Studien besteht, um die detailliertere Beantwortung der Fragestellung, ob die offene oder die endoskopische OP-Methode die vorteilhaftere Variante ist, ein fortgeschrittenes Nervus medianus Kompressionssyndrom zu operieren, zu erläutern. Hierbei sollten Kriterien wie z.B. die Ursachen des patientenbezogenen Karpaltunnelsyndroms, die bis zum Eingriff bereits erfolgte präoperative Therapie, die schon vorliegende Dauer der Erkrankung oder der Einfluss der persönlichen Fertigkeit des durchführenden Chirurgen oder der Chirurgin miteinbezogen werden.

Literatur- und Abbildungsverzeichnis

[1] Spendel S., Schintler M. V., Wittgruber G., Prandl E.-Ch., Steiner A., Hellbom B. und-Scharnagl E. (2002). Zeitschrift: European Surgery. Springer Verlag. *Endoskopische Karpaltunnelspaltung: Grundlagen und Technik*. Vol 34. Supplement No 184. S. 92

[2] Hessenauer, M. und Horch, R. (2019). Zentralblatt für Chirurgie. *Die endoskopische Karpaltunnelspaltung im monoportalen Verfahren*. Georg Theieme Verlag KG. Ausgabe 144. S. 219

[3] Jeserschek, J. (2018) Diplomarbeit: *Operative Behandlungsmethoden des Karpaltunnelsyndrom*. S. 46.

[4] Issain H. (2012). Dissertation: *Das Karpaltunnelsyndrom Ergebnisse der offenen Karpaltunnelspaltung in der Kurzschnitttechnik*. S. 37-38.

[5] Issain H. (2012). Dissertation: *Das Karpaltunnelsyndrom Ergebnisse der offenen Karpaltunnelspaltung in der Kurzschnitttechnik*. S. 38.

[6] Schädel-Höpfner, M & Sauerbier, M. (2017) Fachzeitschrift: Handchirurgie Scan: *Offene Karpaldachspaltung kostengünstiger als endoskopische Vorgehen*. 06(02): 124-125 DOI: 10.1055/s-0043-107084.

[7] Trung, DT; Ngoc, TM; Gia, DH; Ngoc, SD; Le, M; Dinh, TD; Xuan, TG; Do, V; Hoang, LN (2019) Fachzeitschrift: „Journal of Orthopaedic Surgery and Research", Titel: *„Endoscopic carpal tunnel release surgery: a case study in Vietnam"*, p. 1-6, doi.org/10.1186/s13018-019-1192-z

[8] Atroshi, I; Hofer, M; Larsson, GU; Ranstam, J (2015) Fachzeitschrift: „JAMA" Titel: *„Extended Follow-up of a Randomized Clinical Trial of Open vs. Endoscopic Release Surgery for Carpal Tunnel Syndrome"*, Volume 314, Number 13, p.1399-1401

[9] Won-Teak, Oh; Ho-Jung, K.; Il-Hyun, K.; Jin-Young, J. und Yun-Rak, C. (2017) Datenbank: MBC als Teil der wissenschaftlichen Verlagsgruppe Springer Nature AG & Co. KGaA, Titel: *„Morphologic change of nerve and symptom relief are similar after mini-incision and endoscopic carpal tunnel release: a randomized trial"* , S. 1-8, DOI 10.1186/s12891-017-1438-z

[10] Schaller, H. (2000) Zeitschrift: „Trauma und Berufskrankheit", Artikel: *Offene Karpaltunnelspaltung"* Vol. 2, S. 422 Springer Verlag, ISSN 1436-6274

[11] Spendel, S.; Schintler, M.; Wittgruber, G.; Prandl, E.; Steiner, A.; Hellbom, B.; Scharnagl, E. (2002) In „European Surgery" *„Endoskopische Karpaltunnelspaltung: Grundlagen und Technik"* Vol. 34, pp. 92-94 Springer Verlag, ISSN 1682-8631

[12] Wong, K.; Hung, L.; Ho, P.; Wong, J. (2003) Fachzeitschrift: „The Bone & Joint Journal" Artikel: *„Carpal tunnel release"* Untertitel: „A PROSPECTIVE, RANDOMISED STUDY OF ENDOSCOPIC VERSUS LIMITED-OPEN METHODS", Vol. 85-B, No. 6, S. 863-868

[13] Ferdinand, R.; & MacLean, J. (2002) Fachzeitschrift: „The Bone &Joint Journal" Artikel: *„Endoscopic versus open carpal tunnel release in bilateral carpal tunnel syndrome"*, Untertitel: „A PROSPECTIVE, RANDOMISED, BLINDED ASSESSMENT", Vol. 84-B, No. 3, S.375-379

[14] Papadopoulos, V. (2006) Dissertation zum Erwerb des Doktorgrades der Medizin an der Medizinischen Fakultät der LMU München: *„Die minimal offene Operationstechnik beim Karpaltunnelsyndrom"*

Abbildung 1: Offene Technik: Diplomarbeit: „Operative Behandlungsmethoden des Karpaltunnelsyndrom", Jeserschek, M. (2018), S. 46

Abbildung 2: Biportale Technik: Diplomarbeit: „Operative Behandlungsmethoden des Karpaltunnelsyndrom", Jeserschek, M. (2018), S. 48

Abbildung 3: Monoportale Technik: Diplomarbeit: „Operative Behandlungsmethoden des Karpaltunnelsyndrom", Jeserschek, M. (2018), S. 48

Anhang

Vorgang der Literaturrecherche

Bayerische-StaatsBibliothek	The Bone & Joint Journal	PubMed	Google Scholar	Google Suche

- Suchbegriffe / Search / Advanced / Mesh Term: „Karpaltunnelspaltung" , „offene und endoskopische Karpaltunnelspaltung", „carpal tunnel release", „carpal tunnel syndrome and endoscopic surgical procedures", „carpal tunnel syndrome and release", Diplomarbeit operative Behandlungsmethoden des Karpaltunnelsyndrom, Dissertation Karpaltunnelsyndrom

- Filterung nach Einschlusskriterien falls gegeben: „10 years", „humans", „english", „clinical trial"

N = 500

Sortiert nach: „Best match"

Durchsicht der jeweils ersten 30 Ergebnisse

Herausfilterung ungeeigneter / doppelter Ergebnisse

Ergebnis: **n = 13**

Übersicht Studienauswahl

Name des Dokumentes	Jahr	Art des Dokumentes	Zusammenfassung	Ergebnis
ECTR surgery: a case study in Vietnam	2019	Fachzeitschrift: Journal of orthopaedic surgery and research	Endoskopische Karpaltunnelspaltung bei 150 Händen	Endoskopische Karpaltunnelfreigabe ist effektive Methode
Extended Follow-up of a Randomized Clinical Trial of Open vs Endoscopic Release Surgery for CTS	2015	Fachzeitschrift: JAMA	Vergleich langfristiger Ergebnisse der offenen und endoskopischen KTS anhand von zwei Studien	keine signifikanten Unterschiede
Morphologic change of nerve and symptom relief are similar after mini- incision and endoscopic carpal tunnel release: a randomized trial	2017	Artikel der Datenbank BMC als Teil der wissenschaftlichen Verlagsgruppe Springer Nature AG & Co. KGaA	Vergleich zwischen 32 offener und 35 endoskopischer Karpaltunnelspaltungen	Deutet auf ähnliche Ergebnisse beider Methoden hin
Offene Karpaltunnelspaltung	2000	Zeitschrift: Trauma und Berufskrankheit, Springer Verlag	Offene KT-Spaltung mit großer und kleiner Schnittführung	Offene KT-Spaltung ist der endoskopischen überlegen
Die endoskopische KTS im monoportalen Verfahren	2019	Zentralblatt für Chirurgie, Georg Thieme Verlag KG, Ausgabe 144	Endoskopische Karpaltunnelspaltung bei 854 Patienten	Endoskopisch ist sicher, komplikationsarm, effizient
Endoskopische KTS: Grundlagen und Technik	2002	Zeitschrift: European Surgery, Springer Verlag, Vol. 34 . Supplement No 184	Durchführung 226 endoskopischer Karpaltunnelspaltungen	Endoskopische ist teilweise eine Alternative zur offenen
Offene KTS kostengünstiger als endoskopisches Vorgehen	2017	Elektronische Fachzeitschrift „Handchirurgie Scan" 2017; 06(02): 124-125	Kostenvergleich offene und endoskopische Karpaltunnelspaltung	Endoskopische KTS verursacht höhere Kosten ohne klinische Überlegenheit
Stellenwert der endoskopischen Karpaltunnelspaltung	2018	Zentralblatt Chirurgie, Georg Thieme Verlag	Vor – und Nachteile der endoskopischen KTS	Effiziente OP-Methode
Das KTS Ergebnisse der offenen Karpaltunnelspaltung in der Kurzschnitttechnik	2012	Dissertation von Issaian Hendrik	Die offene Karpaltunnelspaltung in Kurzschnitttechnik	gute Alternative zur Langschnittführung und zur endoskopischen Technik

Carpal tunnel release	2003	Fachzeitschrift: The Bone & Joint Journal	Studie über endoskopische versus offene Methoden	Offene Methoden sicherer und einfacher
Endoscopic *versus* open carpal tunnel release in bilateral carpal tunnel syndrome	2002	Fachzeitschrift: The Bone & Joint Journal	Vergleich beider Methoden bei beidseitigem Karpaltunnelsyndrom	Ähnliche Ergebnisse
Die minimal offene Operationstechnik beim Karpaltunnelsyndrom	2006	Dissertation von Papadopoulos Vassilioss	Vergleich minimale offene mit konventioneller offener und endoskopischer KTS	Die minimale offene ist eine gute therapeutische Alternative
Operative Behandlungsmethoden des KTS	2018	Diplomarbeit von Jeserschek Julian M.	Analyse offene und endoskopische KTS	Beide Methoden sind gut

BEI GRIN MACHT SICH IHR WISSEN BEZAHLT

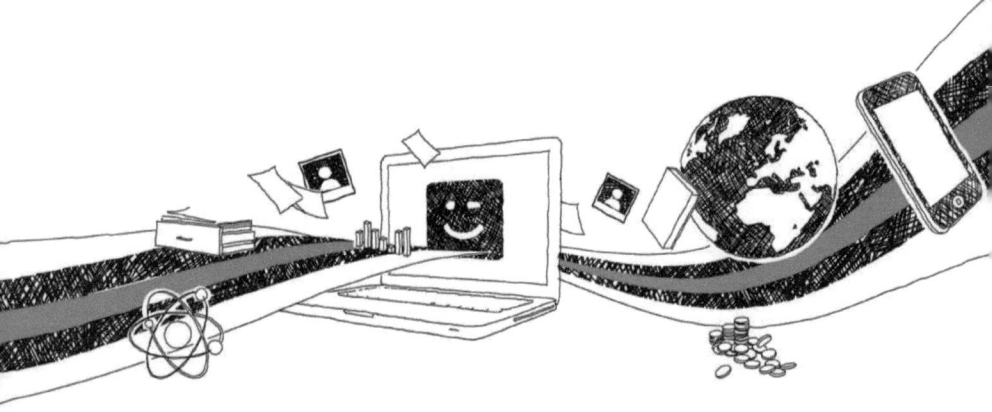

- Wir veröffentlichen Ihre Hausarbeit,
  Bachelor- und Masterarbeit

- Ihr eigenes eBook und Buch -
  weltweit in allen wichtigen Shops

- Verdienen Sie an jedem Verkauf

Jetzt bei www.GRIN.com hochladen
und kostenlos publizieren

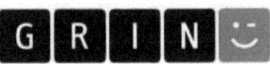